Te 169

DE LA DIGITALE

ET DE SON ACTION THÉRAPEUTIQUE

DANS LE RHUMATISME ARTICULAIRE AIGU FÉBRILE

PAR LE DOCTEUR OULMONT

MEDECIN DE L'HOPITAL LARIBOISIÈRE

(Lu à l'Académie impériale de médecine, le 16 avril 1867.)

Un médicament nouveau ou une application nouvelle d'un médicament déjà connu ne doivent prendre place dans la thérapeutique qu'après avoir subi le double contrôle de l'expérience physiologique et de l'expérimentation clinique. L'un est le corollaire nécessaire de l'autre, et c'est faute d'avoir reçu cette sanction indispensable que tant de médicaments sont tombés dans l'oubli, et que tant d'autres, qui vivent encore, mériteraient d'être oubliés.

Cette sanction n'a pas manqué au médicament dont je me propose d'entretenir l'Académie. La digitale, en effet, a depuis longtemps attiré l'attention des médecins et des physiologistes. L'étrange propriété que possède cette plante d'agir promptement sur la circulation, de déterminer une diurèse plus ou moins abondante et quelquefois d'amener la mort, l'indiquaient comme un médicament puissant et comme un poison actif.

Je n'ai pu découvrir à quelle circonstance fortuite ou raisonnée est due son introduction dans la médecine ; la seule chose qui soit certaine, c'est que, pour ce médicament, la clinique a devancé l'expérimentation physiologique. C'est Cullen et Withering, en effet, qui, les premiers, vers 1770, firent connaître ses propriétés hydragogues et son action sur le pouls.

Les expériences physiologiques ne sont venues que plus tard, par les travaux de Bouchardat, Bouley et Reynal, Bouillaud, Tar-

"

dieu, etc., confirmer les faits déjà connus par l'observation clinique et en révéler de nouveaux. C'est en Allemagne surtout que, sous l'influence d'idées iatro-mécaniques, on a tenté les plus nombreuses applications thérapeutiques de ce médicament, et, en 1850, un éminent professeur de Berlin, Traube, proposa l'emploi de la digitale comme méthode générale de traitement dans toutes les maladies fébriles. Ses recherches, appuyées par des expériences très-ingénieuses faites sur des chiens, eurent un grand retentissement en Allemagne.

Les expériences cliniques de Traube furent reprises à l'Ecole de Strasbourg, en 1862, par mon ami M. le professeur Hirtz, avec un succès tel, que M. Hirtz en est arrivé à regarder la digitale en quelque sorte comme le spécifique de la fièvre symptomatique, de même que le sulfate de quinine est le spécifique de la fièvre intermittente.

Cet enthousiasme de la part d'hommes graves et sérieux m'avait frappé depuis longtemps, et j'avais résolu de vérifier par moi-même les faits avancés par Traube et Hirtz, d'en apprécier la valeur et de faire connaître une méthode de traitement assez ignorée en France. L'occasion s'est présentée, il y a deux ans, et, depuis cette époque, j'ai soumis au traitement par la digitale un grand nombre de maladies fébriles, et en particulier la pneumonie, la fièvre typhoïde et le rhumatisme articulaire aigu.

Le nombre de mes observations de fièvre typhoïde et de pneumonie n'est pas encore suffisant pour me permettre de tirer une conclusion générale, mais, ayant eu l'occasion de traiter par cette méthode vingt-quatre cas de rhumatisme articulaire aigu, j'ai pu me faire une idée très-nette de l'action de la digitale dans cette maladie, et les résultats m'ont paru assez nouveaux et assez intéressants pour me déterminer à les communiquer à l'Académie.

Ayant particulièrement pour objet, dans mes recherches, de comparer les résultats de ma pratique avec ceux des médecins de Berlin et de Strasbourg, je n'ai voulu faire aucune catégorie ni distinction parmi mes malades. J'ai soumis au traitement par la digitale tous les rhumatisants qui se sont présentés dans mon service pendant une certaine période de temps, sans tenir compte ni des formes de la maladie, ni des constitutions particulières qui avaient pu présider à son développement. La seule condition requise était de présenter cet état fébrile suffisamment caractérisé.

Pour avoir des éléments de comparaison aussi exacts que possible, j'ai voulu me servir de la poudre d'herbe de digitale de l'hôpital de Strasbourg même, et qui avait été obligeamment mise à ma disposition par M. Hirtz. Cette poudre, du reste, préparée avec un soin tout particulier par M. Hepp, pharmacien en chef de cet établissement, m'avait été spécialement recommandée à cause de la constance et de la certitude de son action. Je dois dire, en effet, qu'ayant manqué de la poudre de digitale de Strasbourg, j'ai employé quelquefois celle qui m'avait été fournie par d'autres pharmacies, et j'ai trouvé les effets plus lents à se produire et une activité manifestement moindre.

Je me suis conformé également pour les doses et le mode d'administration aux préceptes des médecins allemands. Toutefois, j'ai dû diminuer un peu les quantités. A Berlin, les malades prennent dans la journée la dose, qu'en France nous trouverions énorme, de 2 grammes de poudre dans les vingt-quatre heures. Je me suis borné à prescrire à mes malades 1 gramme de poudre d'herbe de digitale en infusion dans 120 grammes d'eau sucrée, à prendre par cuillerées d'heure en heure. Cette dose était continuée jusqu'à ce qu'il fût survenu des nausées ou des vomissements. Alors le médicament était suspendu; définitivement, si la maladie marchait vers la guérison. S'il survenait une recrudescence légère, je laissais agir la nature; mais s'il arrivait une rechute caractérisée, je faisais reprendre l'usage de la digitale, en réduisant la dose à 50 centigrammes.

Mes malades ont pris ainsi, dans le cours de leur traitement, une quantité qui a varié depuis 2 grammes jusqu'à 5 grammes, et même une fois 6 grammes de poudre de digitale; et ce qu'il y a de surprenant, c'est qu'à cette dose considérable, il n'est survenu aucun phénomène d'intoxication, tant il est vrai que l'action des médicaments diffère essentiellement, suivant qu'on les expérimente sur l'homme sain ou sur l'homme malade! Le médicament était administré généralement dès le lendemain ou le surlendemain de l'entrée du malade, afin qu'on pût noter exactement l'état du pouls et la température dont les quantités devaient servir de termes de comparaison.

Lorsqu'on administre la digitale, à la dose de 1 gramme d'infusion de poudre, à un malade atteint de rhumatisme articulaire aigu, il est rare qu'il survienne un changement quelconque dans l'organisme avant trente-six heures. Au bout de ce temps, le pouls commence à tomber, puis bientôt la température. Cet abaissement du pouls et celui de la température augmentent lentement jusque vers le troisième et quelquefois le quatrième jour. A cette époque, il survient des nausées et le plus souvent des vomissements, et, dès le lendemain, le pouls tombe de 20 à 40 pulsations et la température baisse de 1 à 2 degrés. La digitale est alors suspendue, néanmoins l'abaissement du pouls et celui de la température persistent pendant quelques jours, et les manifestations morbides disparaissent graduellement et quelquefois avec une surprenante rapidité. D'autres fois la guérison est plus lente, d'autres fois enfin des rechutes surviennent. C'est l'étude détaillée de ces différents phénomènes et des conditions qui les déterminent qui fait l'objet de ce travail.

Action sur le pouls et la température. — Le pouls conserve sa fréquence et ses qualités initiales généralement jusqu'après trente-six ou quarante-huit heures. Il est rare qu'il baisse auparavant, mais cela arrive. Après quarante-huit heures, la chute du pouls est déjà notable et atteint 10 et même 20 pulsations. Mais l'écart augmente beaucoup, quand arrivent les symptômes d'intolérance, c'est-à-dire les nausées et les vomissements, et il atteint alors 20 et même 40 pulsations. La chute du pouls peut être très-brusque et je l'ai vu tomber, en vingt-quatre heures, de 52 pulsations. Cet abaissement du pouls est le phénomène le plus constant et le plus caractéristique de l'action de la digitale. Je ne veux pas faire entrer en ligne de compte un cas, mais un seul, où je ne l'ai pas observé pendant toute la durée de la maladie, qui a été de vingt-quatre jours, et bien qu'il soit survenu des vomissements dès le deuxième jour. Ce fait exceptionnel tient évidemment à des dispositions individuelles et ne peut infirmer la règle générale.

L'administration du médicament a toujours été suspendue dès qu'ont apparu les nausées et les vomissements ; le pouls a néanmoins continué à baisser très-faiblement pendant trois ou quatre jours, puis il remontait assez rapidement à son chiffre normal ; quelquefois, en vingt-quatre heures, toute trace de la chute du pouls avait disparu.

Quand la maladie doit être suivie de rechute, l'abaissement du pouls est moindre, dépasse rarement 10 à 20 pulsations et est de courte durée. Les rechutes surviennent assez habituellement de trois à six jours après la cessation de la digitale ; le pouls reprend alors le caractère fébrile qu'il avait précédemment, d'autant plus marqué que les manifestations rhumatismales ont plus d'acuité.

On retrouve également l'abaissement du pouls, mais très-fugace, dans les cas où des complications inflammatoires intercurrentes viennent traverser la maladie. J'ai observé trois fois des complications de broncho-pneumonie dans le cours de rhumatismes aigus traités par la digitale. La défervescence a eu lieu, comme à l'ordinaire, vers le troisième ou quatrième jour après les vomissements, et elle a été une fois de 24 pulsations ; mais au bout de vingt-quatre heures, le pouls était revenu au chiffre très-élevé de la veille.

La *qualité* du pouls ne varie pas sensiblement pendant les premiers jours de l'administration de la digitale. Il est généralement fort, développé ou résistant, et en rapport avec l'intensité et la gravité de la maladie. Au bout de quelques jours après la défervescence, il devient mou et quelquefois ondulant. Vers le quatrième ou cinquième jour, je l'ai vu plusieurs fois devenir inégal, irrégulier et intermittent, comme on l'observe dans les cas où la digitale a été administrée à dose toxique. Or, chez mes malades, il n'était survenu aucun accident qui pût faire croire à l'intoxication. Cette irrégularité, quand je l'ai observée, est toujours arrivée lorsqu'on avait cessé l'usage de la digitale, et elle n'a pas empêché une issue heureuse de la maladie. Ceci prouverait, comme du reste je l'ai déjà montré dans une observation publiée en 1859, que la digitale n'est pas toujours, comme on l'a prétendu, un régulateur de l'action du cœur. On ne peut rien arguer ici de la dose élevée du médicament, puisqu'elle a été la même chez tous les malades où l'irrégularité du pouls n'a pas été observée. Cette dose, d'ailleurs, n'était évidemment pas toxique, puisque, comme je l'ai dit, il n'existait aucun symptôme d'intoxication.

La *température* suit une progression descendante qui est analogue à la dépression que subit le pouls, quoique moins sensible. Dans les deux ou trois premiers jours qui suivent l'administration de la digitale, la température n'offre que des variations peu sensibles ; mais, au bout de ce temps, elle commence à baisser, d'abord de quelques fractions de degré, puis elle arrive à 1 degré, qu'elle dépasse rarement. Je n'ai vu qu'une seule fois un abaissement de 2 degrés.

Cette diminution de la température correspond exactement avec la chute du pouls, commence en même temps qu'elle, et arrive aussi à son maximum quand survient la dépression nerveuse qui succède aux symptômes gastriques. Toujours cette diminution de la température s'effectue lentement, et jamais avec cette brusquerie que l'on remarque dans la chute du pouls. Quand elle est parvenue à son maximum, elle reste sans changement pendant un ou deux jours après qu'on a cessé la digitale ; puis elle remonte vers l'état normal, à moins qu'il ne survienne quelque complication inflam-matoire, auquel cas elle augmente rapidement. Je n'ai jamais vu l'abaissement de la température survenir plus tard que la chute du pouls ; je n'ai pas remarqué non plus qu'il la précédât, comme on l'a observé dans la fièvre, typhoïde. J'ai toujours trouvé les deux phénomènes concomitants, n'ayant jamais pu saisir de différence de temps dans leur manifestation.

Ces résultats diffèrent un peu de ceux qu'ont obtenus les méde-cins allemands. Ceux-ci ont toujours vu la chute du pouls précéder l'abaissement de la température de douze ou vingt-quatre heures. Il est assez difficile d'expliquer cette différence dans les résultats, à moins d'admettre que, mes observations ayant toutes été faites sur le rhumatisme articulaire aigu, celui-ci, au point de vue de la tem-pérature, se comporte d'une autre façon que les autres maladies fébriles. Il en serait, sous ce rapport, comme de la fièvre typhoïde, avec cette différence que, dans celle-ci, l'abaissement de la tempé-rature précède la chute du pouls, tandis que, dans le rhumatisme, les deux phénomènes sont concomitants.

Action sur les manifestations morbides. — Comme je l'ai dit, j'ai soumis au traitement de la digitale tous les malades atteints de rhumatisme articulaire aigu fébrile qui se sont présentés à moi dans une certaine période de temps, sans faire acception ni de la forme de la maladie, ni des circonstances particulières dans les-quelles pouvaient se trouver les individus. C'est ainsi que sur mes vingt-quatre malades, dix étaient atteints de rhumatismes simples, fébriles, sans complications, et étaient à leur première attaque. Six avaient eu des attaques antérieures, en nombre variable, générale-lement en petit nombre, deux ou trois. Six offraient des signes de maladies du cœur, hypertrophies, altérations valvulaires, dédou-blement du premier ou du deuxième bruit, etc. Les cas compli-qués ont été au nombre de treize : c'étaient deux bronchites, une pleurésie, trois broncho-pneumonies, dont deux furent mortelles, etc.

Tous mes malades étaient atteints de rhumatisme articulaire aigu généralisé. La plupart des jointures ont été successivement envahies, et deux fois seulement la maladie s'est localisée, une fois dans le pied, où elle a pris assez manifestement la forme goutteuse, et une fois dans le poignet, où elle est devenue une arthrite pu-rulente.

Il existait de la fièvre dans tous les cas, plus ou moins marquée, mais évidente. Le pouls, à l'entrée des malades, a varié de 80 à 120 pulsations, et la température a offert en moyenne 38°,2.

Enfin, pour ce qui touche la durée de la maladie avant l'entrée à l'hôpital, j'ajouterai qu'elle remontait à une époque qui a varié de deux jours à trois semaines ; une fois même, l'attaque datait d'un mois, mais il y avait eu une rémission.

Ces détails sont nécessaires à connaître, pour que l'on puisse juger l'action de la digitale. Cette action est en quelque sorte parallèle à celle qui est exercée sur le pouls et la température. Nulle ou à peu près, dans les deux ou trois premiers jours de son administration, elle ne devient manifeste que lors de l'apparition des symptômes gastriques dont j'ai souvent parlé. En même temps que le pouls et la température tombent, et le plus ordinairement le lendemain, les douleurs diminuent, la rougeur et la tuméfaction disparaissent, et la transformation est quelquefois d'une surprenante rapidité ; trois de mes malades ont été complétement guéris en six jours, et pouvaient sortir de l'hôpital du huitième au dixième jour. La guérison n'est pas toujours aussi prompte, et pourtant, dans les cas simples, franchement pyrétiques, sans complications ou même avec des complications d'une médiocre gravité, et quand le malade en est à sa première attaque, la maladie peut disparaître en douze et quatorze jours. Toujours alors la défervescence a lieu le troisième ou le quatrième jour régulièrement ; elle est très-nette et très-marquée, et j'ai vu un jour le pouls tomber du jour au lendemain de 52 pulsations.

Les choses se passent différemment chez les individus diathésiques, ou chez ceux qui ont déjà eu des attaques antérieures. Quand la manifestation actuelle de la maladie est à réaction forte, franche et bien caractérisée, le rhumatisme subit l'action de la digitale, de la même façon dont j'ai parlé, et il peut disparaître rapidement et sans retour. Mais le plus ordinairement l'amélioration, qui se manifeste assez vite, ne se maintient pas. La fièvre, les fluxions articulaires, qui avaient diminué ou disparu, se reproduisent, et bientôt survient une rechute. Cette rechute n'est pas empêchée quand on continue la digitale, et je l'ai vue survenir dans trois cas où la digitale avait été par erreur continuée après la défervescence.

Les rechutes arrivent le plus ordinairement deux ou trois jours après qu'on a cessé la digitale ; elles sont caractérisées surtout par le retour de la fièvre et des douleurs. La fièvre peut d'emblée être très-forte et faire, en vingt-quatre heures, remonter le pouls de 20 pulsations.

Dans les rechutes, la digitale ne m'a pas rendu de service. Je la faisais donner dès le commencement à la dose de 50 centigrammes seulement. Quand elle était tolérée pendant quelques jours, elle amenait une atténuation dans les symptômes sans arriver à la guérison. L'amélioration était alors de courte durée, et une nouvelle rechute survenait. Mais quelquefois la digitale n'était pas supportée, et provoquait immédiatement ou au bout de peu de temps des nausées et des vomissements. Dans ce cas, la maladie résistait et prenait la marche lente et rebelle des rhumatismes chroniques. C'est ainsi que j'en ai vu qui ont duré deux, trois et même quatre mois.

Les faits que je viens d'exposer me paraissent démontrer que la digitale n'a de prise que sur les manifestations fébriles du rhumatisme. Quand la fièvre est tombée, si l'organisme n'est pas sous l'influence d'une imprégnation profonde du principe rhumatismal, la maladie peut disparaître avec la fièvre, et sous ce rapport la digitale n'agit pas autrement que les médicaments antiphlogistiques actifs. Mais si le rhumatisme a jeté des racines profondes, comme cela arrive particulièrement chez les individus diathésiques, la digitale peut supprimer l'élément fièvre ; mais le principe rhumatismal reste et résiste. La maladie proprement dite n'est pas modifiée par la médication.

Action sur les principales fonctions. — Indépendamment de son action sur le pouls, la digitale exerce une influence favorable sur les organes de la circulation. Je n'ai vu survenir, en effet, chez aucun de mes malades, et quelles qu'aient été la durée et l'intensité du rhumatisme, une affection aiguë accidentelle du côté du cœur, ni péricardite, ni endocardite. Il est rare même qu'on voie naître ces bruits de souffle doux, perçus à la base du cœur, à caractère anémique, et qu'on rencontre si souvent dans le rhumatisme, surtout dans le cours de certains traitements, par le sulfate de quinine en particulier. Quand ces bruits de souffle existent au début de la maladie, la médication digitalique ne les modifie ni en plus ni en moins. La même influence favorable est exercée par la digitale sur les maladies du cœur anciennes qui coexistent avec le rhumatisme. Chez tous ceux de mes malades qui portaient des signes évidents d'endocardite ancienne, avec trouble plus ou mois considérable de la circulation, j'ai vu celle-ci se régulariser, et les accidents s'amoindrir. La digitale exerçait son action habituelle, l'intolérance survenait, mais jamais l'affection du cœur ne s'est aggravée. J'ai trouvé une seule exception, assez intéressante pour que je m'y arrête un instant. Dans le cours d'un rhumatisme grave à rechutes répétées, il survint au moment de l'abaissement du pouls, qui fut brusque et considérable (48 pulsations), il survint un accès de suffocation violent, avec anxiété précordiale, accélération des battements du cœur, et qui fit craindre une mort imminente. Cet accident était arrivé chez un vieux rhumatisant atteint d'une maladie du cœur ancienne, avec altérations valvulaires, etc. Heureusement l'accès de suffocation diminua assez rapidement, ainsi que les autres symptômes, et le malade se rétablit. Quelle a pu être, dans ce cas, la cause des accidents formidables qui se sont manifestés? Quelle a été la part de la digitale? Il est certain qu'il y a eu un trouble instantané dans les phénomènes de la circulation, trouble que j'ai attribué à la formation d'un caillot intra-cardiaque. Cette hypothèse me paraissait d'autant plus vraisemblable qu'elle s'expliquait facilement par le brusque ralentissement du cœur, chez un homme dont la circulation est déjà embarrassée et dont, sous l'influence rhumatismale, le sang est très-riche en fibrine. Quoi qu'il en soit, la coïncidence des accidents avec la chute du pouls ne permet pas de méconnaître l'influence de la digitale, et doit rendre circonspect dans l'emploi de ce moyen chez les rhumatisants atteints de maladies du cœur anciennes et avancées.

L'action de la digitale est également favorable sur le *système nerveux*. Chez aucun de mes malades, je n'ai vu survenir de symptômes qui, par leur intensité ou leur persistance, aient pu me faire craindre des complications cérébrales graves.

J'ai néanmoins observé un certain nombre d'accidents du côté du système nerveux, survenus soit à l'époque où la digitale commençait à exercer son effet, soit à l'occasion d'une maladie intercurrente. C'étaient généralement de la céphalalgie, des vertiges, des troubles de la vision, avec dilatation des pupilles; de l'abattement, de l'insomnie, de la lenteur dans les réponses; du délire sous diverses formes. Quelle qu'ait été l'époque où soient survenus ces accidents, au début du traitement ou sur la fin, ou à propos d'une maladie intercurrente, ils ont disparu au bout de quelques jours, même dans les deux cas qui ont été mortels, et n'ont paru apporter aucun trouble dans la marche de la maladie.

Je ne veux assurément pas induire de cette innocuité que le traitement par la digitale mettra les malades à l'abri de redoutables complications. Mes observations ne sont pas assez nombreuses pour justifier une semblable conclusion. Mais je n'en considère pas moins comme un fait important que vingt-quatre malades atteints de rhumatisme fébrile ont été traités par la digitale, sans qu'il soit survenu d'accidents cérébraux graves.

Les *sécrétions* n'ont pas paru être influencées par la médication digitalique. Les sueurs abondantes dans le rhumatisme ne m'ont paru être ni augmentées ni diminuées. La sécrétion urinaire n'a éprouvé aucune modification, et j'ai pu constater, avec tous les médecins qui ont expérimenté la digitale, que, dans le rhumatisme, comme dans toutes les maladies fébriles, ce médicament n'exerce pas d'action diurétique pendant la durée de la fièvre.

Il me reste, pour terminer, à dire quelques mots des *voies digestives*. Les nausées et quelquefois les vomissements survenaient le troisième et le plus généralement le quatrième jour, et cessaient presque immédiatement après la suppression de la digitale. Dans les rechutes, quand on revenait au médicament, les vomissements et les autres symptômes d'intolérance se reproduisaient rapidement, mais disparaissaient toujours après la cessation de la digitale, sans laisser aucune trace inflammatoire ni autre.

Arrivé à ce point de mon travail, si je résume en quelques mots les faits que je viens d'exposer, je trouve que l'action de la digitale dans le rhumatisme articulaire aigu peut être définie par les phénomènes suivants, qui me serviront de conclusions : 1º abaissement graduel du pouls, qui, dès le troisième ou quatrième jour de l'administration du médicament, tombe de 10 à 40 pulsations ; 2º diminution correspondante et concomitante de la température, qui descend de quelques fractions de degré à 2 degrés ; 3º diminution rapide et disparition complète des manifestations morbides, quand la maladie est aiguë, simple et sans complications ; 4º résistance du rhumatisme chez les individus diathésiques ; 5º absence de complications cardiaques accidentelles ou métastatiques ; 6º absence complète de manifestations cérébrales, et disparition de celles qui surviennent sous l'influence de la fièvre ou d'une maladie intercurrente.

Il me reste une dernière question que je n'aborde qu'avec hésitation, à cause de l'incertitude dont elle est encore entourée. C'est l'étude du mode d'action de la digitale. Comment ce médicament agit-il dans le rhumatisme articulaire aigu ? Je suis arrivé par l'observation attentive des faits à cette conclusion importante : c'est que la digitale agit sur la fièvre en abaissant le pouls et la température, mais qu'elle est sans action sur le rhumatisme proprement dit. La question revient donc à celle-ci : Quelle est l'action de la digitale sur la circulation et la calorification ? C'est cette question que tous les expérimentateurs ont cherché à résoudre, et, je dois l'avouer, ils sont arrivés aux résultats les plus contradictoires.

Les uns, avec Traube, admettent qu'à dose non toxique, la digitale exerce une action excitante sur le système nerveux modérateur du cœur, c'est-à-dire sur le pneumo-gastrique. Cette excitation produirait une diminution de pression dans le système artériel et, par suite, le ralentissement du pouls et l'abaissement de la température. D'autres, avec Schiff, prétendent qu'au lieu d'être un modérateur du cœur, le pneumo-gastrique est un excitateur de ses mouvements, d'où résulteraient des effets opposés sur la circulation et la calorification. M. Vulpian est persuadé que la digitale agit exclusivement sur la fibre musculaire du cœur. D'autres physiologistes admettent une double action, sur le système modérateur d'une part, d'où le ralentissement du pouls, et sur le système ganglionnaire intra-cardiaque d'autre part, d'où l'augmentation de l'énergie du cœur et de la pression artérielle. Enfin, dans une thèse récente, M. Legroux fait jouer le rôle principal aux nerfs vaso-moteurs, sur lesquels la digitale exercerait une sorte d'action élective.

Il est difficile de prendre un parti au milieu d'assertions si différentes et dont quelques-unes sont soutenues par des médecins et des physiologistes éminents. Je dois dire pourtant que, dans mon opinion, les expériences de Traube mettent hors de doute et l'action du nerf pneumo-gastrique comme modérateur du cœur, et celle de la digitale comme excitant de ce système modérateur. De là une diminution de pression dans le système artériel et, par suite, de la rapidité de la circulation. Mais, malgré l'étroite connexion qui lie la circulation à la calorification, le ralentissement des battements du cœur et du pouls ne peut pas expliquer d'une manière absolue la diminution de la température. J'ai montré, en effet, que dans le rhumatisme articulaire aigu les deux phénomènes étaient concomitants, et j'ai dit que, dans la fièvre typhoïde, on avait constaté que, sous l'influence de la digitale, l'abaissement de la température précédait la chute du pouls, ce qui serait inexplicable si la température était tout à fait sous la dépendance de la circulation. On est conduit ainsi à penser que la digitale exerce une action complexe. Indépendamment de son effet sur le nerf pneumo-gastrique et peut-être sur les ganglions intra-cardiaques, n'y aurait-il pas encore une certaine influence sur les nerfs qui président particulièrement à la nutrition et à la calorification, je veux dire sur les nerfs vaso-moteurs? C'est aux physiologistes qu'il appartient de résoudre cette question ; mais, fût-elle résolue, tout ne serait pas dit. L'augmentation de la température et l'accélération de la circulation sont assurément des éléments importants de la fièvre, mais ne sont pas toute la fièvre. Il y a là quelque chose de plus, un élément supérieur, vital, si on veut l'appeler ainsi, qui domine la maladie et qui s'impose au médecin.

Paris — Typographie Hennuyer et fils, rue du Boulevard. 7.